Meditation

für Anfänger

Meditation für Anfänger für mehr Ausgeglichenheit, Gelassenheit und Energie.

Schritt für Schritt

Autor : M. Rock und D. Leben

Inhaltsverzeichnis

Vorwort   1

Meditation für Anfänger - Wie Du deinen Geist unter Kontrolle bekommst   3

Was sind die Vorteile von tagtäglicher Meditation? Wie Du dein Leben mit den richtigen Atemübungen verändern kannst!   9

    Meditation befreit von Stress: 10

    Meditation verändert das Gehirn positiv: 11

    Meditation kurbelt die Kreativität an: 11

    Meditation ist ein wirksames Mittel bei Depressionen: 12

    Meditation kann Schmerzen lindern: 13

    Du lernst besser mit Stress umzugehen: 13

    Du hast einen besseren Fokus: 14

    Meditation hilft dir dabei deine Ziele schneller zu verwirklichen: 15

- Welche Meditationsarten gibt es? — 16
  - Die Dynamische Meditation von Osho: — 17
  - Metta – buddhistische Meditation für liebende Güte: — 18
  - Die einfache Meditation: — 19
  - Zazen – Meditieren im Zen-Buddhismus: — 20
  - Meditationen im Kundalini Yoga: — 21
  - Die Meditation im Sitzen: — 23
- Meditieren lernen: Die besten Tipps für Anfänger — 24
  - Der Ort: — 25
  - Die Körperhaltung: — 26
  - Musik: — 26
  - Atem: — 27
  - Atemzüge zählen: — 28
  - Deine Gedanken: — 28
  - Die richtige Zeit: — 30

- Dich auf einen Punkt konzentrieren: 31
- Deine Gefühle: 32
- Die Zeit: 33
- Wiederholungen: 34

Richtig meditieren für Anfänger - So findest auch Du den richtigen Einstieg 35

- Suche dir einen festen Platz: 36
- Wähle deine Meditationsposition: 36
- Schritt Nr.1 - Nimm deine Position ein: 37
- Schritt Nr.2 - Konzentriere dich auf deinen Atem: 37
- Schritt Nr.3 - Versuche deinen Atem zu halten und beende die Meditation 38

Schlusswort 39

Bonus die Dich weiter Unterstützen Kann 40

Entspannungsübungen 40

Meditation 44

Autogenes Training	45
Progressive Muskel Relaxation	46
Gedankenreise	47
Entspannungsverfahren aus China	48
Fazit zu Entspannungsverfahren	49
Welche Dufte können sie wofür verwenden?	50
Lavendel	50
Melisse	50
Anis	51
Rose	51
Geranie	52
Ylang Ylang	52
Bergamotte	53
Zitronengras	53
Vanille	54

Orange 54

Rosmarin 55

Zimt 55

Fichtennadel 56

Kamille 56

Jasmin 57

Palmarosa 57

Petitgrain 58

Sandelholz 58

Zedernholz 59

Angelikawurzel 59

Citronella 60

Eukalyptus 60

Pfefferminze 61

Rosenholz 61

Zitrone	62
Was ist eigentlich Farbe	63
Wobei helfen Farben ?	68
Farbtönen zugeschriebene Eigenschaften	69
Rot :	69
Tiefrot:	69
Orange:	69
Gelb:	70
Dunkelgelb:	70
Grün:	70
Türkis/Hellblau:	70
Helltürkis:	71
Blau:	71
Tiefblau:	71
Indigo	71

Dunkelrosa: 71

Hellrosa: 72

Violett: 72

Tiefviolett: 72

Magenta/Pink: 72

Farben könne sich gegenseitig aufheben   73

Wie helfen mir Farben   74

Wie waren die Informationen?   76

Quellen: 78

Rechtliches   79

Disclaimer-Alle Inhalte dieses Ratgebers/Kochbuches wurden nach bestem Wissen und Gewissen verfasst und nachgeforscht. Allerdings kann keine Gewähr für die Korrektheit, Ausführlichkeit und Vollständigkeit der enthaltenen Informationen gegeben werden. Der Herausgeber haftet für keine nachteiligen Auswirkungen, die in einem direkten oder indirekten Zusammenhang mit den Informationen dieses Ratgebers stehen.   82

Bücher Tipp   83

Vorwort

Wolltest Du schon immer wissen was hinter dem Meditieren steckt und, ob es wirklich so hilfreich ist? Dann ist dieses Buch goldrichtig für dich. Ich werde dir zeigen wie die Meditation an sich funktioniert und was Du bei der Umsetzung alles zu beachten hast. Hierbei werden wir uns auf die wichtigsten Konzepte beziehen und im Nachhinein darauf aufbauen. Du kannst dir das Ganze wie einen Hausbau vorstellen. Zuerst brauchen wir eine Grundlage auf der wir aufbauen können. Genau deswegen werden wir uns am Anfang mit diesen wichtigen Grundlagen beschäftigen bevor es mit der eigentlichen Praxis weiter geht.

Das bedeutet, aber nicht, dass die Praxis zu kurz kommt. Ganz im Gegenteil! Dieses Buch ist so aufgebaut, sodass Du die wichtigsten Grundlagen und Techniken direkt in die Praxis umsetzen kannst. Wenn Du das machst, wirst Du bemerken, dass Du langfristig viel weiter kommen wirst und auch viel mehr mitnehmen kannst. Wichtig hierfür ist, aber auch, dass Du einen eigenen Willen und eine eigene Motivation hast, um weiter zu machen.

Dieser Ratgeber wird dein nötiges Werkzeug sein. Den Weg musst Du, aber schlussendlich selbst gehen. Meditieren kann dein Leben zum Positiven verändern, aber Du musst es auch wollen.

Nur wenn Du einen eigenen Willen hast, wirst Du langfristig besonders weit kommen und kannst im Endeffekt das erreichen, was Du möchtest. Ich werde dich hierbei selbstverständlich nicht alleine lassen, sondern dich an die Hand nehmen und dir Schritt für Schritt zeigen, was Du bei der Umsetzung alles zu beachten hast. Umso wichtiger ist es auch, dass Du dieses Buch mit voller Aufmerksamkeit liest, um das Meiste mitzunehmen und im Nachhinein auch in die Praxis umzusetzen. Das ist nämlich worauf es schlussendlich ankommt und was dich auch weiterbringen wird. Mit diesen Worten möchte ich das Vorwort auch schon beenden und wünsche dir viel Spaß beim Lesen und selbstverständlich auch viel Erfolg beim Umsetzen.

<u>Meditation für Anfänger - Wie Du deinen Geist unter Kontrolle bekommst</u>

Am Tag denken wir ca. 60.000 Gedanken. Davon sind gerade einmal 3% positiv und wirklich brauchbar. Bei dem Rest handelt es sich in den meisten Fällen um negative Gedanken, die uns abhalten das zu erreichen, was wir eigentlich wollen. Da die meisten Gedankengänge unbewusst ablaufen, bemerken wir in den wenigsten Fällen etwas davon. Umso wichtiger ist es an dieser Stelle anzusetzen und heraus zu finden wie man diese Prozesse wieder bewusster gestalten kann. Wenn wir nämlich ein volles Bewusstsein über unser Gedanken haben, können wir sie auch viel einfacher steuern und lenken. Der beste und schnellste Weg dahin ist die Meditation.

Keine Sorge: Du musst kein Buddhist werden oder in irgendeiner anderen Form religiös sein, um zu meditieren. In der Psychologie ist Meditation schon lange bekannt und wird auch immer häufiger angewendet, da es Wirkung zeigt und die Klienten dabei hilft das zu erreichen, was sie wirklich verwirklichen wollen. Gerade bei Stress und inneren Unruhen, ist Meditation ein sehr hilfreiches Werkzeug, um wieder innere Ruhe zu schaffen und dahin zu kommen, wo man es sich vorgestellt hat. Hierbei ist es, jedoch wichtig langfristig zu denken. Du wirst nicht mit Hilfe von einer Meditation am Tag dein ganzes Leben und deine ganze Gedankenwelt verändern können.

Meditation hat seine Ursprünge im Hinduismus und wurde dann vom Buddhismus weitergetragen. Gerade in Ländern wie Thailand gehört die Mediation zum Alltag. Auch im Westen ist diese ursprünglich religiöse Praxis schon angekommen und wurde auf unsere Zeit angepasst. Meditieren kann man heutzutage auf unterschiedliche Art und Weise. Gerade Menschen, die am Tag sehr viel zu tun haben, sollten sich am Ende des Tages 10 bis 15 Minuten Zeit nehmen, um sich wieder auf ihre innere Mitte zu besinnen. Wenn Du das machst, wirst Du bemerken, dass Du einen großen Schritt weiterkommst und im Endeffekt das erreichen kannst, was Du möchtest. Umso wichtiger ist es an dieser Stelle anzusetzen und daraus eine Gewohnheit zu entwickeln.

Den großen Fehler, den die allermeisten Menschen an dieser Stelle machen ist, dass sie sich viel zu viel vornehmen und sich dann darüber wundern warum sie ihr eigentliches Ziel nicht verwirklichen können. Daher macht es auch beim Meditieren großen Sinn die Messlatte besonders niedrig anzusetzen, um am Ende das zu verwirklichen, was man eigentlich möchte. Auch am Anfang werden beim Meditieren noch viele Gedanken auftauchen. Das ist vollkommen normal. Viel wichtiger ist es zu Beginn diese Gedanken einfach nur zu beobachten. Damit nimmst Du diesen Gedanken nämlich die ständige Wertung, sodass Du einfacher und schneller entscheiden kannst, was für dich persönlich am besten ist und was nicht. Im Alltag sind wir nämlich von so vielen verschiedenen Reizen umgeben, sodass unser Verstand dazu neigt diese die ganze Zeit zu bewerten und zu interpretieren. Das Ziel von der Meditation ist es genau hier einen Cut zu machen, um die Kontrolle über die eigenen Gedanken zu bekommen. In den meisten Fällen gibt es nämlich 2 Situationen. Etwa haben wir die Kontrolle über unsere Gedanken oder andersherum.

Da die meisten Gedankengänge und Handlungen im Alltag unbewusst ablaufen, trifft auch oft die zweite Situation auf. Genau deswegen ist es besonders wichtig, dass wir hier einen Weg finden wie wir wieder bewusster über unsere eigenen Gedanken werden können. Wenn Du das machst, wirst Du langfristig viel weiter kommen und im Endeffekt auch schneller und einfacher glücklicher und entspannter leben.

In den meisten Fällen machen wir uns im Alltag die ganze Zeit nur Gedanken um triviale Angelegenheiten, die uns in den meisten Fällen beschäftigen. Das bedeutet, aber nicht, dass wir nichts daran verändern können. Gerade wenn wir auf tagtäglicher Ebene daran arbeiten, werden wir langfristig besonders weit kommen und auch mehr Kontrolle über die eigene Gedankenwelt bekommen.

Wie schon am Anfang erwähnt, kommt es beim Meditieren nicht darauf an über Nacht nicht mehr zu denken. Meditieren ist ein Prozess, den man gehen muss und den man auch auf tagtäglicher Ebene praktizieren muss. Nur dann wird man langfristig auch weiter kommen und kann im Endeffekt das erreichen, was man möchte. Es kommt also nicht darauf an, dass Du von Anfang an 4 Stunden am Tag meditierst. Viel wichtiger ist in den meisten Fällen die Qualität, die im Großen und Ganzen eine größere Gewichtung trägt als die Quantität

Daher macht es auch beim Meditieren Sinn die Messlatte besonders niedrig anzusetzen, sodass man im Endeffekt auch dahin kommen kann, wo man es möchte. Man sollte auch nicht von Anfang zu hohe Erwartungen an sich haben, da man sich selbst damit übernimmt und am Ende gar nicht mehr das verwirklichen kann, was man sich ursprünglich vorgenommen hat. Nimm dir also in den ersten Tagen lieber 5, als 50 Minuten vor. Auf langfristige Sicht wirst Du damit viel weiter kommen und kannst im Endeffekt auch viel einfacher das erreichen, was Du eigentlich wolltest.

Das Meditieren selbst beschreibt im Grunde nichts anderes, als einen Atemprozess, der Körper und Seele miteinander verbindet. Es gibt natürlich viele unterschiedliche Techniken und Formen, die wir dir im Verlauf dieses Buches vorstellen werden. Darüber hinaus befördert man den Fokus mit Hilfe einer Meditation von seinem Kopf in seine Körpermitte. Im Alltag neigen wir dazu die ganze Zeit in unseren eigenen Gedanken gefangen zu sein, sodass wir gar nicht mehr dazu kommen uns die Frage zu stellen, was wirklich wichtig für uns ist. Umso wichtiger ist es, dass wir uns jeden Tag die Zeit dafür nehmen, um immer wieder Abstand zwischen uns und unseren Gedanken zu schaffen, sodass wir im Endeffekt auch dahin kommen können, wo wir es möchten. Natürlich kann man seine ganze Gedankenwelt nicht über Nacht verändern. Man kann, aber etwas auf tagtäglicher Ebene tun, um genau dahin zu kommen und das ist es worauf es schlussendlich ankommt. Nur wenn Du nach diesem Prinzip handelst, wirst Du schlussendlich auch weiterkommen und kannst das verwirklichen, was Du möchtest. Umso wichtiger ist es an dieser Stelle anzusetzen und wirklich langfristig zu denken. Das wird dich nämlich langfristig wirklich weiterbringen und auch dafür sorgen, dass Du die Kontrolle über deine Gedankenwelt haben kannst.

Was sind die Vorteile von tagtäglicher Meditation? Wie Du dein Leben mit den richtigen Atemübungen verändern kannst!

Was sind eigentlich die Vorteile von Meditation und wie kann man davon das Beste mitnehmen? Das ist eine gute Frage mit der sich die wenigsten Menschen beschäftigen. Wer sich, jedoch auf tagtäglicher Basis die Zeit nimmt, um sich auf seine eigene Mitte zu besinnen, wird auf langfristige Sicht viele Vorteile haben, die er mitnehmen wird. Grundvoraussetzung dafür ist, jedoch, dass man daraus eine Gewohnheit entwickelt. Wenn Du einmal meditierst, wird sich auf langfristige Sicht nicht viel verändern. Viel wichtiger ist es, dass Du dir jeden Tag die Zeit nimmst, um dich auf deine innere Mitte zu besinnen und heraus zu finden wie Du ganz einfach und schnell dahin kommen kannst, wo Du möchtest. Damit Du mehr Motivation hast, wollen wir dir einfach mal eine Übersicht von den besten Vorteilen auflisten, die eine tagtägliche Meditation mit sich bringt.

Meditation befreit von Stress:

Stress ist in unserer heutigen Zeit zur Alltagskrankheit geworden. Wir leben in einer Zeit, wo wir ständig von neuen Reizen umgeben sind. Da fällt es dem eigenen Geist natürlich schwer zu unterscheiden, was für einen selbst am besten ist und was nicht. Umso wichtiger ist es an dieser Stelle anzusetzen und nach einer Lösung zu suchen, die einem dabei hilft den Stress wirklich langfristig ab zu bauen. Stress hat auf langfristiger Sicht nicht nur negative Nebenwirkungen auf den Geist, sondern auch auf den Körper. Man fühlt sich ausgelaugt, hat keine Kraft mehr, um etwas zu machen und fühlt sich die ganze Zeit hin und her gerissen. Umso wichtiger ist es an dieser Stelle anzusetzen und seinen tagtäglichen Stress schrittweise ab zu bauen. Stress kann nämlich auf langfristige Sicht auch chronische Krankheiten wie zum Beispiel Herz-Kreis-Laufprobleme mit sich tragen. Wer besonders effektiv etwas gegen seinen Stresslevel unternehmen möchte, wird mit einer tagtäglichen Motivation genau das finden, wonach er sucht. Es ist nämlich mittlerweile wissenschaftlich bewiesen, dass eine tagtägliche Mediation das Stresshormon ,,Cortisol" senkt. Auch hier ist es wie mit vielen anderen Dingen im Leben. Man muss eine Gewohnheit entwickeln, um wirklich erfolgreich sein und das zu erreichen, was man möchte. Eine Meditation am Tag wird noch nicht dafür sorgen, dass sich dein Stresslevel über die Nacht senkt.

Meditation verändert das Gehirn positiv:

Lange Zeit dachte man, dass das Gehirn nicht formbar und veränderbar ist. Dem ist, jedoch nicht mehr so. Viele Studien haben bereits erwiesen, dass man mit den richtigen Mitteln dabei helfen kann das Gehirn positiv zu verändern. Gerade wenn man viel Stress hat und auch mit Angstsituationen nicht richtig umgehen kann, wird einem die richtige Meditation dabei weiterhelfen das Gehirn positiv zu verändern. So werden auf langfristige Sicht zum Beispiel schneller Glückshormone ausgeschüttet, die selbstverständlich dafür notwendig sind, dass sich das eigene Wohlbefinden verbessert.

Meditation kurbelt die Kreativität an:

Hast Du dich schon mal in deinen Gedanken gefangen und wusstest nicht genau wie Du weitermachen sollst? Dann solltest Du dir auf jeden Fall die Zeit nehmen, um ein paar Minuten zu meditieren. Der Neocortex, der für das kreative Denken verantwortlich ist, kann schon mit ein paar Minuten Meditation aktiviert werden. Hingegen wird das limbische System nicht so sehr beschäftigt, was dafür zuständig ist, dass wir uns selbst nicht glücklich fühlen und auch unser kreatives Denken nicht eingeschaltet wird.

Meditation ist ein wirksames Mittel bei Depressionen:

Selbstverständlich sollte Meditation nicht das einzige Mittel sein, was man anwenden sollte, wenn man mit Depressionen zu kämpfen hat. Gerade in der Anfangszeit ist es besonders wichtig, dass man sich professionelle Hilfe sucht, um dahin zu kommen, wo man es möchte. Mit Hilfe von tagtäglicher Meditation können mehr Glückshormone ausgeschüttet werden und man fühlt sich automatisch besser. Darüber hinaus hilft einem das Meditieren dabei weiter Gedankenbrüche zu durchbrechen, die dazu führen können, dass sich die Depression einfach nur noch verschlimmert. Umso wichtiger ist es an dieser Stelle anzusetzen und heraus zu finden wir man schnell und effektiv etwas dagegen unternehmen kann. Das Meditieren hilft dir dabei Abstand zwischen dir und deinen Gedanken zu schaffen. Gerade wenn man langfristig weiter kommen möchte, wird einem das Meditieren langfristig weiterhelfen. Indem man nämlich diesen Abstand schafft., fällt man nicht die ganze Zeit in die Falle seine eigenen Gedanken zu bewerten und dann noch weiter in die Spirale der Depression zu verfallen.

Meditation kann Schmerzen lindern:

Mehrere wissenschaftliche Studien haben mittlerweile erwiesen, dass eine tagtägliche Meditation auch dabei helfen kann chronische Schmerzen zu mildern. Selbstverständlich ist das nicht alles, was man dagegen unternehmen kann. Wenn man sich neben einer normalen Therapie, jedoch ein bisschen helfen möchte, wird man mit der richtigen Meditation auf tagtäglicher Ebene besonders weit kommen und im Endeffekt das erreichen, was man möchte.

Du lernst besser mit Stress umzugehen:

Die Frage, die sich jeder in unserer heutigen Zeit stellt ist wie man besonders effektiv mit Stress umgehen kann und was man in solchen Situationen alles zu beachten hat. Die meisten Menschen lassen sich so sehr von ihren Gedanken einnehmen, sodass sie gar nicht mehr wissen, was für sie persönlich am besten ist und was nicht. Umso wichtiger ist es an dieser Stelle anzusetzen und heraus zu finden wie man ganz einfach und schnell dahin kommen kann, wo man es möchte. Mit Hilfe von einer tagtäglichen Meditation kannst Du einen Abstand zwischen dir und deinen

Gedanken schaffen und im Endeffekt auch schneller und einfacher dahin kommen, wo man es sich vorgestellt hat. Darüber hinaus lernst Du auch besser in Stresssituationen umzugehen und einfacher und schneller die Ruhe zu finden, die Du brauchst, um in solchen Situationen umzugehen.

Du hast einen besseren Fokus:

Wir leben in einem Zeitalter, wo wir alles auf einmal kontrollieren möchten. Das führt in den meisten Fällen zu Chaos, sodass wir gar nicht mehr wissen, was für uns persönlich am besten ist und was wir im Leben wirklich möchten. Mit dem Meditieren lernst Du dich auf das fokussieren, was für dich persönlich am wichtigsten ist und kannst diese Eigenschaft dann im Endeffekt auch auf dein restliches Leben übertragen. Gerade wenn es darum geht sich bei einem Projekt auf eine einzige Sache zu fokussieren, wirst Du besonders schnell und effektiv weiterkommen.

Meditation hilft dir dabei deine Ziele schneller zu verwirklichen:

Jeder von uns hat bestimmte Ziele. Die wenigsten tun, jedoch etwas auf tagtäglicher Ebene dafür, um diese Ziele und Träume auch wirklich zu verwirklichen. Den meisten fehlt die Motivation und der nötige Wille, um jeden Tag daran zu arbeiten. Sie lassen sich lieber ablenken oder ihre Aufmerksamkeit von trivialen Tätigkeiten rauben. Das bedeutet, aber nicht, dass man nicht etwas auf tagtäglicher Ebene tun kann, um im Nachhinein dahin zu kommen, wo man es wollte. Wenn Du deinen Fokus mehr und mehr darauf richtest, was für dich persönlich eine große Rolle spielt, wirst Du auch bemerken, dass Du automatisch mehr Motivation hast, um wirklich an deinen Zielen zu arbeiten. Wie es bei vielen anderen Dingen im Leben auch der Fall ist, muss man auch beim Meditieren zuerst eine Gewohnheit entwickeln. Nur dann wirst Du weiterkommen und im Endeffekt das verwirklichen, was Du möchtest.

Welche Meditationsarten gibt es?

Wenn man noch am Anfang der Meditation steht, weiß man nicht genau welche Art für einen selbst am besten geeignet ist und was man bei der Umsetzung alles zu beachten hat. Zu Beginn ist es noch besonders wichtig, dass man ein bisschen ausprobiert und sich nicht von Anfang an sich auf eine einzige Methode beschränkt. Das ist der beste Weg wie man den Überblick über die allermeisten Meditationsarten haben kann und im Nachhinein auch entscheiden kann, was für einen selbst am wichtigsten ist und was nicht. Wer sich schon von Anfang an zu viel vornimmt, wird langfristig nicht die Ziele verwirklichen können, die man sich mit einer tagtäglichen Meditation verspricht. Daher kann es auch hier besonders hilfreich sein die Messlatte ein bisschen niedriger anzusetzen, sodass man im Endeffekt das verwirklichen kann, was man möchte.

Die Dynamische Meditation von Osho:

Die dynamische Meditation von Osho ist eine sehr aktive Meditationstechnik. Sie sollte am besten in den frühen Morgenstunden und mit einem nüchternen Magen durchgeführt werden, sodass man am Ende auch den besten Effekt hat. Die Dauer von dieser Meditationstechnik beträgt in der Regel 1 Stunde. Daher ist diese Technik auch eher für erfahrene Menschen geeignet, die schon einmal Erfahrungen beim Meditieren gemacht haben. Am Anfang wird für circa. 10 Minuten schnell und tief geatmet, worauf eine kathartische Phase folgt, wo alle Emotionen in Form vom Schreien, Weinen, Lachen und co. entladen werden. Auch dieser Vorgang dauert in der Regel nicht länger als 10 Minuten. Danach wird für ungefähr 10 Minuten gehüpft. Beim Hochspringen wird laut ,,Huh" geschrien und beim Ende ,,Stop": Dieser Vorgang dauert in der Regel 15 Minuten. Im Nachhinein wird circa. für 15 Minuten frei und laut getanzt. Hierbei kann man seiner Kreativität freien Lauf lassen. Gerade Menschen, die bei einer Meditation nicht ruhig sitzen bleiben können, ist diese Technik besonders gut geeignet. Es hilft dir dabei weiter dich von deinen negativen Emotionen zu befreien und deiner Kreativität freien Lauf zu lassen. Gerade Menschen, die langfristig an ihrem Gefühlsleben arbeiten wollen, kommen mit dieser Technik langfristig besonders weit.

Metta – buddhistische Meditation für liebende Güte:

Diese Meditationart ist besonders gut geeignet, wenn man mehr Mitgefühl für sein Umfeld aufbauen möchte und auch verstehen möchte warum bestimmte Dinge so funktionieren wie sie funktionieren. ,,Metta" bedeutet übersetzt so viel wie (selbstlose) Liebe, Freundlichkeit, Freundschaft. Diese Meditationart wird in der Regel im Sitzen und mit geschlossenen Augen durchgeführt. Das Gute an dieser Technik ist, dass man die Dauer dieser Meditation selbst festlegen kann. Diese Meditation kann nämlich einige Minuten oder auch Stunden andauern. In den meisten Fällen ist dies davon abhängig für was man sich entscheidet und auf welchem Level man steht. Auch für Einsteiger und Beginner ist diese Meditation sehr gut geeignet. Man sollte hierbei nur beachten, dass man die Messlatte bei der Zeit nicht allzu hoch anlegen sollte, da man sich selbst damit nur überfordern würde. Bei dieser Meditationstechnik schickt der Meditierende zunächst einmal Liebe und Güte an sich selbst. In der Praxis kann das alles nur mit dem reinen ein und ausatmen passieren oder auch mit aktiven Worten wie zum Beispiel ,,Ich nehme mich so an wie ich bin". Für was man sich schlussendlich entscheidet, ist jedem selbst überlassen.

Gerade Menschen, die Schwierigkeiten haben sich selbst Liebe zu schenken oder mit sich selbst im Reinen zu kommen, werden mit dieser Technik besonders viel Erfolg haben.

Die einfache Meditation:

Die klassische Meditation wie wir sie kennen und wie sie auch immer mehr in Yoga-Kursen angeboten wird, findet in der Regel im Schneidersitzt Platz. Hierbei atmet man einfach nur ein und aus. Das Ziel dieser Meditation ist es eine Meta-Perspektive zu schaffen und einen besseren Überblick über seine eigenen Gedanken zu erlangen. So kann man sie im Nachhinein auch viel besser und effektiver kontrollieren. Gerade für Einsteiger ist diese Technik besonders gut geeignet, da sie nicht viel Vorkenntnisse braucht und man ganz einfach und schnell die gewünschten Resultate bewirken kann. Gerade Menschen, die Schwierigkeiten damit haben ihre eigenen Gedanken unter Kontrolle zu bekommen, sollten sich an dieser Technik bedienen.

Zazen – Meditieren im Zen-Buddhismus:

Zen ist einer der bekanntesten Strömungen des Buddhismus im Westen. Die Zazen- Meditation ist eine Technik, die vor allem im Sitzen durchgeführt wird. Die Augen können während der Meditation halboffen oder sogar ganz offen sein. Bei dieser Technik geht es vor allem darum den eigenen Geist und den eigenen Körper zu beobachten, ohne dabei auf Gedanken oder Gefühle zu reagieren. So wird man langfristig nämlich einen großen Schritt weiterkommen und im Endeffekt auch viel bessere Kontrolle über seine eigene Gedankenwelt erlangen können. Diese Meditation sollte in der Regel nicht länger als 20 Minuten dauern. Auch das eigene Stressempfinden wird sich mit der Zeit verbessern und Du wirst bemerken, dass Du langfristig viel schneller und einfacher dahin kommen wirst, wo Du es möchtest. Da die eigene Aufmerksamkeit mit dieser Meditationstechnik verbessert wird, wird man langfristig viel weiter kommen und kann im Endeffekt auch in Stresssituationen viel besser umgehen. Weitere Vorgaben oder Regeln gibt es bei dieser Meditationstechnik nicht.

Meditationen im Kundalini Yoga:

Yoga verbindet Geist und Körper. Vielleicht hast Du auch schon mal etwas von diesem Satz gehört. Gerade wenn es darum geht Stress zu reduzieren und gleichzeitig etwas Gutes für den eigenen Körper zu tun, ist Meditation am besten geeignet. Auch hier ist es wie mit vielen anderen Dingen im Leben. Du musst zuerst eine Grundlage entwickeln, die dann Schritt für Schritt aufgebaut werden. Das kannst Du am besten, wenn Du daraus eine Gewohnheit entwickelst. Dafür braucht es selbstverständlich Zeit und Energie und das kann selbstverständlich nicht über Nacht passieren. Deswegen sollte man auch nicht versuchen alles von heute auf morgen zu verwirklichen. Viel wichtiger ist es kleine Schritte zu gehen, um im Nachhinein auch das zu erreichen, was man möchte. Diese Meditationstechnik beinhaltet in den meisten Fällen rhythmische Bewegungen oder Atemtechniken, die einem dabei helfen schneller und einfacher dahin zu kommen, wo man es möchte. Die Meditation kann, aber im Sitzen durchgeführt werden. Hier sollte man sich einfach an testen, um heraus zu finden, was für einen selbst am besten ist und was nicht. Wenn Du das machst, wirst Du bemerken, dass Du einen großen Schritt weiterkommst und im Endeffekt auch dahin kommen kannst, wo Du es möchtest. Diese Technik dauert in der Regel 1 Stunde. Die beste Wirkung erreichst Du am besten, indem Du Yogaübungen mit deinem Atem verbindest. Auch hier macht es Sinn die Messlatte am Anfang noch ein wenig niedriger anzusetzen, um im Endeffekt auch dahin zu kommen, wo man es möchte. Wenn Du das machst, wirst Du bemerken, dass Du langfristig viel weiter kommen wirst und im Endeffekt auch viel schneller und einfacher dahin kommen kannst, wo Du willst. Nach ungefähr 40 Tagen lassen sich schon bemerkbare Veränderungen feststellen wie zum Beispiel weniger Stress und ein besseres Wohlbefinden.

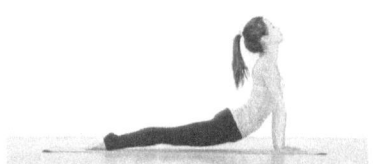

Die Meditation im Sitzen:

Für diese Meditation brauchst Du lediglich einen Stuhl und deinen Atem. Diese Meditation kann ein paar Minuten, aber auch einige Stunden dauern. Das ist in den meisten Fällen von einem selbst abhängig und was man selbst erreichen möchte. Gerade für Einsteiger ist diese Meditationstechnik besonders gut geeignet und kann einen selbst auch dabei weiterhelfen schneller und einfacher dahin zu kommen, wo man es sich vorgestellt hat. Du kannst deine Augen bei dieser Meditation geschlossen oder offen halten. Wie schon am Anfang erwähnt, brauchst Du für diese Meditation einen Stuhl. Auf diesen setzt Du dich dann drauf und kannst dich dann dafür entscheiden, ob Du deine Augen schließen oder offen halten möchtest. Bei dieser Technik geht es vor allem mehr Bewusstsein über den eigenen Geist und den eigenen Körper zu erhalten. Wenn Du dich dafür entscheidest deine Augen offen zu halten, ist es besonders wichtig sich einen Punkt an der Wand zu suchen auf den Du dich konzentrieren kannst. Selbstverständlich werden auch bei dieser Meditationstechnik zuerst einige Gedanken auftreten. Wichtig hierbei ist nur, dass Du lernst sie richtig zu beobachten. Du solltest sie nicht von Anfang an bewerten, da dies nur zu mehr Unruhen und Stress führen würde, was einen selbst keinen einzigen Schritt weiterbringen wird.

Meditieren lernen: Die besten Tipps für Anfänger

Vielleicht hast Du auch schon mal etwas von dem Satz :,,Jeder Anfang ist schwer", gehört. In den meisten Fällen hängt das nur davon ab wie man diesen Anfang angeht. Wenn Du es richtig machst, wirst Du bemerken, dass Du einen großen Schritt weiterkommen wirst und im Endeffekt auch viel schneller und einfacher das verwirklichen kannst, was Du möchtest. Gerade der Beginn scheint für die meisten Einsteiger ziemlich schwierig zu sein. Das muss es, jedoch in den meisten Fällen nicht sein, wenn man weiß worauf man zu achten hat und genau weiß, was für einen selbst am wichtigsten ist. Damit Du so einen einfachen Einstieg wie möglich hast, möchte ich dir in diesem Kapitel die besten Tipps und Tricks mit an die Hand geben, die dir dabei weiterhelfen werden schneller und einfacher mit dem Meditieren deine gewünschten Ziele zu verwirklichen.

Der Ort:

Du hast bestimmt auch schon mal etwas von dem Satz :„ Du bist der Durchschnitt von den 5 Menschen mit denen Du dich am meisten umgibst", gehört. An diesem Spruch ist viel mehr dran, als sich die meisten Menschen bewusst sind. Umso wichtiger ist es an dieser Stelle anzusetzen und heraus zu finden wie man ganz einfach und schnell dahin kommen kannst, wo Du es möchtest. Dieser Satz lässt sich nämlich nicht nur auf Menschen, sondern auch auf die eigene Umgebung übertragen. Gerade wenn man noch am Anfang steht, sollte man dafür sorgen, dass man so ein Umfeld schaffen kann, sodass man sich wohl fühlt und beim Meditieren selbst einen großen Schritt machen kann. Daher solltest Du dir schon im Vorhinein darüber Gedanken machen in welchem Umfeld Du dich wohl fühlst. Ablenkungen wie zum Beispiel das eigene Handy oder der eigene Computer sollten in dieser Zeit so gut wie es geht vermieden werden. Falls Du mit anderen Mitbewohnern in einer Wohnung zusammen lebst, sag ihnen einfach Bescheid, dass Du in diesem Zeitrahmen ungestört sein möchtest. Auch eine angenehme Deko kann dir dabei helfen, dich in deiner Mediations-Ecke wohl zu fühlen.

Die Körperhaltung:

Beim Meditieren selbst solltest Du immer darauf achten, dass deine Körperhaltung stimmt. Wenn Du das machst, wirst Du bemerken, dass Du einen großen Schritt weiterkommst und im Endeffekt auch mit mehr Gelassenheit durch den Alltag gehst. Beim Meditieren kommt es nämlich darauf an den Körper und den Geist miteinander zu verbinden. Egal ob Du die Meditation im Sitzen oder im Stehen durchführst: Du solltest immer darauf achten, dass deine Schultern nicht runter hängen und Du immer bewusst über deinen eigenen Körper bist.

Musik:

Manche Menschen können sich beim Meditieren besser konzentrieren, wenn sie die richtige Musik hören. Ob man sich beim Meditieren für oder gegen Musik entscheidest ist ganz typabhängig. Hier sollte man einfach schauen, was für einen selbst am besten funktioniert und was nicht. Daher sollte man am Anfang ein bisschen ausprobieren, um herauszufinden, was für einen selbst am besten funktioniert und was nicht. Wenn Du dich für Musik entscheidest, empfiehlt es sich auf besonders entspannende Musik zurück zu greifen, die dabei hilft sich auf die innere Mitte zu konzentrieren.

Atem:

Der Atem ist das A und O beim Meditieren. Das Ziel beim Meditieren liegt darin seinen Fokus auf dem Atem zu lenken. Hierbei ist es besonders wichtig darauf zu achten seinen Atem wirklich lange zu lenken. Man sollte sich selbst niemals einen Zwang zufügen. Ansonsten kann es sehr schnell passieren, dass genau das Gegenteil von dem passiert, was man eigentlich möchte. Daher macht es auch Sinn hier ein bisschen langsamer zu atmen als zuvor, um im Nachhinein auch das zu verwirklichen, was man eigentlich möchte. In den meisten Fällen atmet man beim Meditieren durch die Nase tief in seinen Bauch ein und dann wieder aus, da dies den besten und ruhigsten Effekt auf den ganzen Körper hat.

Atemzüge zählen:

Falls dir am Anfang noch schwer fällt, dich auf eine einzige Sache zu fokussieren, kannst Du auch damit beginnen deine Atemzüge zu zählen. Wenn Du das machst, wirst Du bemerken, dass Du einen großen Schritt weiterkommst und auf langfristige Sicht viel mehr Aufmerksamkeit haben wirst.

Deine Gedanken:

Das Ziel vom Meditieren ist es ein besseres Bewusstsein über die eigenen Gedanken zu bekommen und diese im Nachhinein auch viel besser kontrollieren zu können. Hierbei geht es nicht darum seine Gedanken aus zu löschen oder zu ignorieren. Gedanken können im Alltag sogar sehr hilfreich sein und einen selbst auch dabei weiterhelfen das zu erreichen, was man möchte. Es gibt, aber auch noch eine andere Seite, die einem den ganzen Tag begleitet. Die eigenen Gedanken können einen selbst auch hindern das zu erreichen, was man möchte. Negative Gedanken begleiten uns in den meisten Fällen den ganzen Tag. Da die allermeisten Gedankenprozesse unbewusst ablaufen, bemerken wir in den wenigsten Fällen auch etwas davon. Umso wichtiger ist es an dieser

Stelle anzusetzen und den Umgang mit den eigenen Gedanken zu lernen. Wenn Du das machst, wirst Du bemerken, dass Du viel gelassener wirst und in Stresssituationen auch viel besser umgehen kannst. Beim Meditieren lernst Du einen gewissen Abstand zwischen dir und deinen Gedanken zu schaffen. Im Alltag neigen wir dazu direkt jeden Reiz zu bewerten. Bei der Meditation werden selbstverständlich nicht alle Gedanken über Nacht verschwinden. Wie schon am Anfang erwähnt, kommt es beim Meditieren nicht darauf an seine Gedanken einfach zu ignorieren. Man versucht lieber seine Gedanken frei schweifen zu lassen wie zum Beispiel Wolken am Himmel. Wenn Du lernst deine Gedanken nicht allzu ernst zu nehmen, wirst Du auch bemerken, dass Du in stressigen Situationen viel besser umgehen kannst und im Alltag viel positiver denken wirst.

Die richtige Zeit:

Eine weitere Methode wie man sich selbst beim Meditieren unter die Arme greifen kann, ist es den richtigen Zeitrahmen zu wählen. Jeder meditiert zu einem anderen Zeitrahmen gerne. Umso wichtiger ist es an dieser Stelle anzusetzen und heraus zu finden zu welchem Zeitpunkt man am besten meditieren kann. Hier sollte man am Anfang natürlich ein bisschen ausprobieren, um herauszufinden, was für einen selbst am wichtigsten ist und was nicht. Wenn Du das machst, wirst Du langfristig viel besser meditieren können.

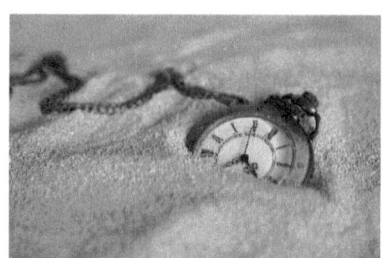

Dich auf einen Punkt konzentrieren:

Wenn Du keine Lust hast deine Augen zu schließen und die Meditation ganz normal durch zu führen, kannst Du dir auch einfach einen Punkt aussuchen und anfangen und dich darauf zu konzentrieren. Daneben versuchst Du dich im Nachhinein immer mehr auf deinen Atem zu konzentrieren. Wenn Du das auf langfristige Sicht machst, wirst Du bemerken, dass Du einen großen Schritt weiterkommst und im Endeffekt auch das verwirklichen kannst, was Du möchtest. Gerade für Einsteiger ist diese Technik besonders gut geeignet. Sie lernen somit sich auf einen Punkt zu fokussieren und können dadurch im Endeffekt viel besser und einfacher etwas verwirklichen.

Deine Gefühle:

Wir haben schon am Anfang dieses Buches darüber gesprochen, dass Gefühle und der eigene Körper miteinander verbunden sind. Die meisten Menschen versuchen ihre eigenen Gefühle ständig zu kontrollieren und bemerken, dass sie damit nicht sonderlich weit kommen. Umso wichtiger ist es an dieser Stelle anzusetzen und heraus zu finden wie man ein besseres Bewusstsein über seine eigenen Gefühle bekommen kann, sodass man diese im Nachhinein auch besser und einfacher kontrollieren kann. Gefühle spüren wir in den meisten Fällen auch in unserem Körper. Egal ob es sich dabei um Trauer, Wut, Hass oder Angst oder Freude handelt. In den meisten Fällen haben wir ein ziemlich gutes Gespür dafür wie sich diese Gefühle anfühlen und gehen dem auch nach. Wenn Du beim Meditieren darauf achtest, wo diese Gefühle aktiv werden, wirst Du auch sehr schnell bemerken wie Du diese Gefühle im Nachhinein unter Kontrolle bekommen kannst.

Die Zeit:

Wie viel Zeit nimmst Du dir, um zu meditieren und dich auf deine innere Mitte zu besinnen? Das ist eine Frage mit denen sich die wenigsten Menschen beschäftigen, aber die dennoch eine große Rolle spielt. Die meisten Einsteiger machen hier den großen Fehler, dass sie sich am Anfang viel zu viel vornehmen und dann am Ende nicht mehr genau wissen, was ihnen wirklich gut tut. Daher macht es Sinn an dieser Stelle anzusetzen und sich lieber ein bisschen weniger als zu viel vorzunehmen. Wenn Du das machst, wirst Du bemerken, dass Du langfristig viel weiter kommen wirst und im Endeffekt auch viel schneller und einfacher das verwirklichen kannst, was Du möchtest. Du musst nicht von Anfang an 3 Stunden am frühen Morgen meditieren. Beim Meditieren selbst, spielt die Qualität an sich sowieso eine viel größere Rolle. Daher macht es auch viel mehr Sinn lieber am Tag 10 Minuten zu meditieren und dann darauf auf zu bauen, anstatt sich von Anfang zu viel vorzunehmen.

Wiederholungen:

Wir Menschen sind nun einmal Gewohnheitstiere. Wir machen das woran wir uns gewöhnt haben. Das bedeutet, aber nicht, dass wir nichts aus unseren Gewohnheiten verändern können. Umso wichtiger ist es an dieser Stelle anzusetzen und heraus zu finden, was für uns persönlich am wichtigsten ist und was nicht. Wenn Du das machst, wirst Du bemerken, dass Du einen großen Schritt weiterkommst und im Endeffekt auch viel schneller und einfacher das erreichen kannst, was Du möchtest.

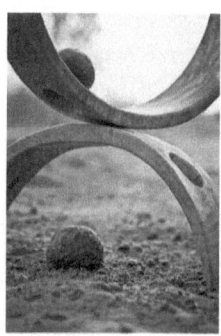

Richtig meditieren für Anfänger - So findest auch Du den richtigen Einstieg

„Jeder Anfang ist schwer", nur wenn man keine wichtige Informationen hat , was man am Anfang alles zu beachten hat. Genau hierbei wollen wir dir in diesem Buch weiterhelfen. Ich werde dir in diesem Kapitel zeigen wie auch Du, ohne jegliche Vorkenntnisse mit dem Meditieren anfangen kannst, und was Du bei der Umsetzung alles zu beachten hast. Im Grunde ist es gar nicht so schwer, wenn man weiß worauf es ankommt und was man alles in der Praxis alles zu beachten hat. Wenn Du das machst, wirst Du bemerken, dass es im Grunde gar nicht so schwer ist deine eigenen Ziele zu verwirklichen und im Nachhinein auch schneller und einfacher die Kontrolle über deine eigenen Gedanken zu gewinnen.

Suche dir einen festen Platz:

Damit Du aus dem Meditieren eine eigene Gewohnheit entwickeln kannst, ist es besonders wichtig, dass Du auch einen guten und gewohnten Platz hast. Diesen kannst Du dann immer wieder für das Meditieren nutzen. Wie schon am Anfang erwähnt sollte dies ein Platz sein, wo Du dich wohl fühlst und auch in Ruhe meditieren kannst. Ablenkungen sollten hier keinen Platz finden.

Wähle deine Meditationsposition:

Für welche Meditationsposition Du dich entscheidest, ist schlussendlich dir selbst überlassen. Auch hier macht es Sinn eine Gewohnheit rein zu bringen, um im Nachhinein das zu schaffen, was Du möchtest. Egal ob Du im Stehen oder im Schneidersitz meditieren möchtest. Suche dir eine Position mit der Du dich wohl fühlst und versuche dann von da aus weiter zu machen. Wichtig ist auch hier wieder eine Gewohnheit zu entwickeln. Genau das wird dich beim Meditieren weiterbringen.

Schritt Nr.1 - Nimm deine Position ein:

Der erste Schritt besteht darin, dass Du damit beginnst die richtige Position einzunehmen. In dieser kannst Du dich einmal ein paar Minuten zu Recht finden, um im Nachhinein auch dahin zu kommen, wo Du es möchtest.

Schritt Nr.2 -Konzentriere dich auf deinen Atem:

Dein Atem ist das A und O beim Meditieren. Er verbindet deinen Geist und Körper. Umso wichtiger ist es an dieser Stelle anzusetzen und heraus zu finden wie man sich darauf konzentrieren kann. Wenn Du das machst, wirst Du bemerken, dass Du einen großen Schritt weiterkommst und im Endeffekt das verwirklichen kannst, was Du möchtest. Für welche Atemtechnik Du dich entscheidest, spielt in erster Linie keine große Rolle. Wirklich wichtig ist nur, dass Du damit beginnst dich auf diesen Atem zu konzentrieren. Gerade das Einatmen solltest Du bewusst wahrnehmen können.

Schritt Nr.3 - Versuche deinen Atem zu halten und beende die Meditation:

Ein weiterer Schritt wie Du deine Meditation verbessern kannst ist es deinen Atem zu halten. Wenn Du das machst, wirst Du schnell dahin kommen, wo Du es möchtest. Versuche einfach deinen Atem für wenige Sekunden zu halten und dann wieder bewusst aus zu atmen. Du kannst dann wie gewohnt weitermachen oder auch die Meditation beenden.

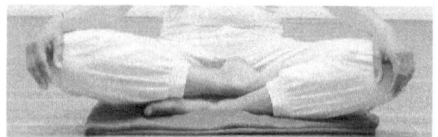

Schlusswort

Erstmal möchte ich mich herzlich bei dir bedanken, dass Du diesen Ratgeber bis zum Ende mitgelesen hast. Das beweist auch dir selbst, dass Du den nötigen Willen hast, um etwas zu verändern und dahin zu kommen, wo Du es möchtest. Nun kommt es nur noch darauf an, dass Du das Gelernte auch tatsächlich in die Tat umsetzt. Wenn Du das machst, wirst Du bemerken, dass Du einen großen Schritt weiterkommst und im Nachhinein auch dahin kommen kannst, wo Du möchtest. Versuche dir hierbei immer wieder kleine Ziele zu setzen, um dich nicht von Anfang an zu überfordern. Wenn Du das machst, wirst Du bemerken, dass Du langfristig einen großen Schritt weiterkommst und im Endeffekt auch das verwirklichen kannst, was Du möchtest. Daher macht es auch hier Sinn die Messlatte lieber etwas niedriger als zu hoch anzusetzen. Mit diesen Worten möchte ich mich schon von dir verabschieden und wünsche dir viel Spaß und Erfolg bei der Umsetzung.

Ihre

D. Leben und M. Rock

Bonus die Dich weiter unterstützen kann

Entspannungsübungen

Es gibt viele Entspannungstechniken und Übungen.

Die Frage ist grundsätzlich: was möchte ich erreichen?

Will ich Stress abbauen?

Will ich meinen Geist öffnen?

Will ich meinen Geist stärken?

Will ich schnell entspannen?

Will ich Ängste besiegen?

Will ich Einheit von Körper und Geist erreichen?

Jeder kennt Begriffe wie Yoga, Meditation und autogenes Training.

Aber was hilft mir und für wofür ist was gut?

Ich verrate es Ihnen: Ich bin ein großer Anhänger vom "Master Key System"und verweise hier wieder sehr gerne auf das Meisterwerk

von Charles F. Haanel übersetz von Helmar Rudolph.

Sie werden in seinem Buch Meditationen kennenlernen, die Ihren Geist öffnen um den Geist des Universums zu empfangen, die Sie entspannen und Ihre mentale Stärke extrem steigern.

Aber vielleicht möchten Sie sich entspannen, Stress abbauen-dann ist Meditation oder Yoga zu empfehlen.

Wenn Sie den Unterschied zwischen Yoga und Meditation wissen möchten:

die Übermittlung sagt, das Yoga die Vorbereitung zum Meditieren ist.

Nun, viele 100 Jahre sind vergangen und Yoga und Meditation haben sich entwickelt.

Machen Sie das wobei Sie sich wohlfühlen.

Meiner Meinung nach liegt der Hauptunterschied in diesem Punkt:

Beim Yoga ist Ihr Körper aktiv, bei der Meditation ruht er und der Geist ist aktiv.

Das Ziel von Yoga ist, Körper und Geist in Einklang zu bringen. Durch Atemtechniken entgiften Sie Ihren Geist und Körper und bringen beides in die Gegenwart.

Gedanken, die sich in der Vergangenheit (z.B. Bedauern und ähnliche) und der Zukunft (z.B. Sorgen) bewegen, werden in der Gegenwart gelenkt.

Es gibt viel spezielle Formen von Yoga. Besonders in den letzten Jahren haben

sich Arten wie Power Yoga und ähnliches entwickelt. Hier liegt der Schwerpunkt meiner Meinung nach mehr bei sportlicher Bewegung und schwitzen.

Egal welches Yoga Sie ausüben möchten, Sie brauchen unbedingt einen

erfahrenen Trainer, der Ihnen die Wirkungsweise erklärt. Als Anfänger machen Sie

innere wie äußere Haltungsfehler. Diese Fehler können Verletzungen mit sich

ziehen. Der Trainer zeigt Ihnen die richtigen Körperstellungen und kann Sie dabei,

falls notwendig, korrigieren.

Meditation

Auch hier gibt es viele verschiedene Arten und Lehrmeinungen.

Einige sind religiös verankert, andere bauen auf Befreiung des Geistes und

Fokussierung sowie Konzentration.

Das Ziel ist es, sich auf eine Sache zu konzentrieren und alles andere auszublenden und von sich wegfließen zu lassen.

Ein Beispiel aus dem Master Key System:

Sie setzten einen Samen in den Boden ein und sehen in Gedanken, wie die Pflanze wächst. Dies ist eine schöne schöpferische Mediation.

Und wie bei allen Übungen erlangen Sie auch hier nur durch stetiges Wiederholen Stärke und Kraft.

Autogenes Training

In meiner Ausbildung im Klinischen Bereich lernte ich, dass das autogene Training eine Entspannungsmethode der Selbstbeeinflussung ist und die Progressive Muskel Relaxation (PMR) eine Methode, mit der man selbst lernen kann, um sich gezielt zu entspannen.

Das wichtigste Entspannungsverfahren:

Eine Art beim autogenen Training sind 6 aufeinander bauende Übungen

1. Erlebte Schwere (Körperteile)
2. Erlebte Wärme (Körperteile werden warm)
3. Regulierung des Herzschlags (schneller oder langsamer)
4. Regulierung des Atmens (gleichmäßig)
5. Wärme im Bauch
6. Kühle auf der Stirn

Die Wiederholungen bei dieser Art von Übungen sind wichtig um es ins

Unterbewusstsein einzubrennen.

Ziel ist es, das Erlernte in Alltagssituationen schnell abzurufen zu können,

z.B. bei Prüfungssituationen

Progressive Muskel Relaxation

Die Progressive Muskel Relaxation (PMR), baut auf anderen Ansätze auf. Durch Entspannung der Muskulatur wird der Geist beruhigt.

In einer Bestimmten Reihenfolge werde Muskelgruppen angespannt und dann wieder entspannt. So lernt man bewusst, Muskelentspannung jederzeit herbeizuführen.

Ziel ist es die Erregung und Verspannung zu verringern.

Die Übungen können Sie sogar beim Autofahren machen.

Gedankenreise

„Ich bleibe ruhig und gelassen."

Hier liegt der Ansatz darin, seelische Entspannung in körperliche Entspannung

umzuwandeln.

Sie sind vergleichbar mit Mediation, aber Meditationstrainer bestehen darauf, dass es

 mit Meditation nicht zu tun hat.

Bei den Reisen geht es darum, sich gedanklich an entspannende Orte zu versetzen.

Alles ist erlaubt, jeden Ort, der Ihnen positive Gedanken bringt, ist gut.

Ein großer Vorteil der Variante ist die Schulung der Vorstellungkraft und Stärkung der

Konzentration.

Wer regelmäßig übt, kann in Alltagssituationen schnelle Entspannung bewirken.

Entspannungsverfahren aus China

Qigong und Tai Chi sind zwei Übungen, die sowohl Kampfkunst als auch Meditation sind.

In China sind sie Volkssportarten, die selbst bei der Arbeit gemacht werden.

Ying und Yang, die Grundsätze der Harmonie der Gegensätze

Dieses Prinzip kennen wir bereits aus dem Hermetischen Prinzip.

In fließenden Bewegungsabläufen liegt hier der Schlüssel in der Atmung und Konzentration.

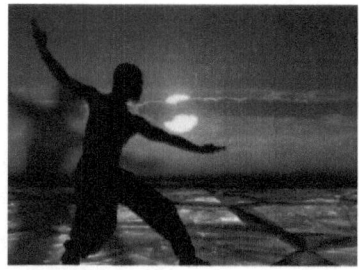

Fazit zu Entspannungsverfahren

Sie helfen bei körperlichen und geistigen Verspannungen. Entspannungsverfahren bauen auf unterschiedlichen Ansätzen auf. Wählen Sie den, der am besten zu Ihnen passt.

Sie müssen sich selbst entscheiden, meine Entscheidung kennen Sie.

Wichtig bei all diesen Verfahren ist aber das regelmäßige Üben.

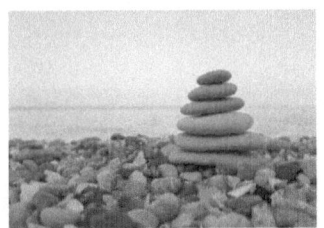

Welche Dufte können sie wofür verwenden?

Lavendel

Ausgeglichenheit in Kombination mit einer belebenden Wirkung

Anwendung: bei Schlafstörung, Kopfschmerzen, Depression

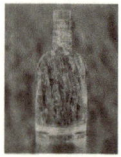

Melisse

Das Wunder gegen Stress. Es stärk und harmonisiert den Geist und Körper.

Anwendung: nervöse Verspannungen, Schlafstörungen, Depression, Melancholie

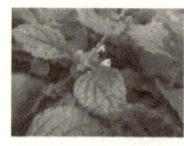

Anis

Sorgt für Stabilität und Ausgeglichenheit für Geist und Körper.

Anwendung: Überreizung und innere Unruhe, Stress

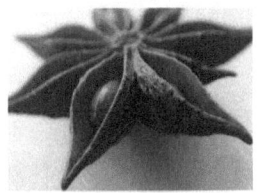

Rose

Der Alleskönner

Anwendung: Verspannungen, Angstzustände, Gefühlsschwankungen, Lustlosigkeit.

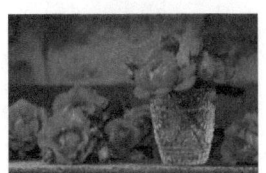

Geranie

Entspannt

Anwendung: Bei Erschöpfung und Stress

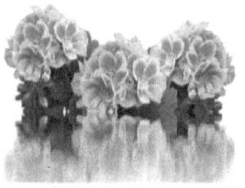

Ylang Ylang

Ein besonderer Duft zur Entspannung

Anwendung: Verspannungen, Angstzustände, Gefühlsschwankungen, Lustlosigkeit und Unruhe

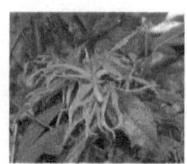

Bergamotte

Steigert die Laune

Anwendung: Hebt die Stimmung, hilft bei Stress, Erschöpfung und Angstzuständen.

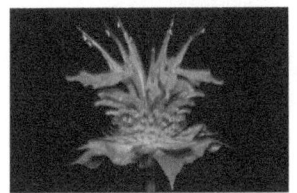

Zitronengras

Anregende Wirkung auf Geist und Körper

Anwendung: hebt die Stimmung, gegen Antriebsschwäche und Ängste

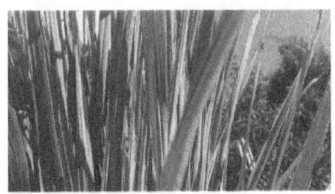

Vanille

Ein warmes Wohlfühlgefühl wird im Raum verteilt

Anwendung: Entspannend, hebt die Stimmung, wirkt wärmend

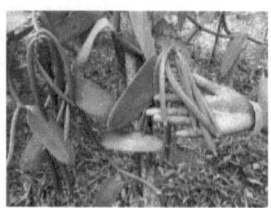

Orange

Anregende Wirkung auf Geist und Körper

Anwendung: hebt die Stimmung, gegen Antriebsschwäche und Stress

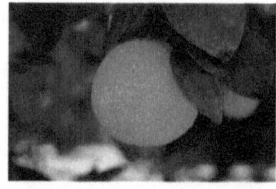

Rosmarin

Hier werden die Lebensgeister geweckt.

Anwendung: Stress, Erschöpfung und Ängste, hilft bei Migräne

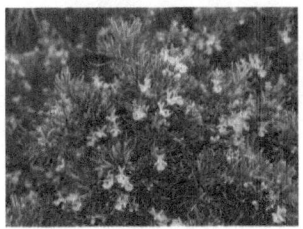

Zimt

Sehr würziger Duft

Anwendung: stärkt die Nerven, hilft gegen Verspannungen und Schwächezustände, wärmt

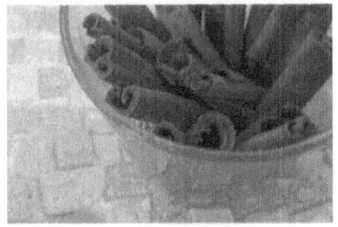

Fichtennadel

Anwendung: bei fehlender Motivation, Schwäche, Nervosität, Stress

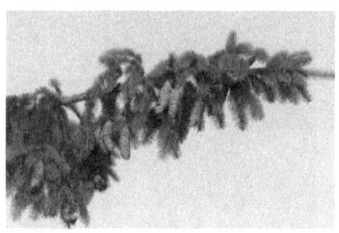

Kamille

Geist und Körper werden beruhigt.

Anwendung: Allgemein zur Beruhigung

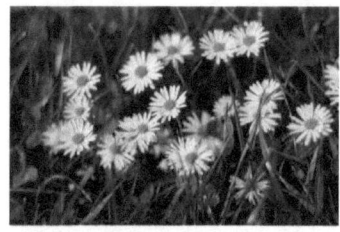

Jasmin

Hilft bei Verkrampfungen des Geistes, der Ideale „Seelen- Tröster".

Anwendung: hebt die Stimmung, wirkt gegen Antriebsschwäche und Stress

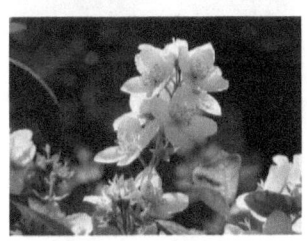

Palmarosa

Anwendung: Verspannungen, Angstzustände, Gefühlsschwankungen, Lustlosigkeit

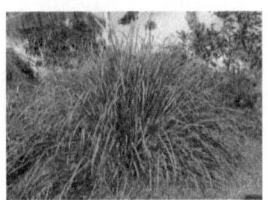

Petitgrain

Erfrischender Duft

Anwendung: Unzufriedenheit, Stress, Schwäche, Abgeschlagenheit.

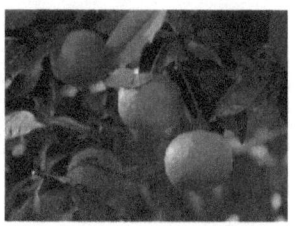

Sandelholz

Anwendung: gegen fehlende Motivation, Schwäche, Nervosität, Stress

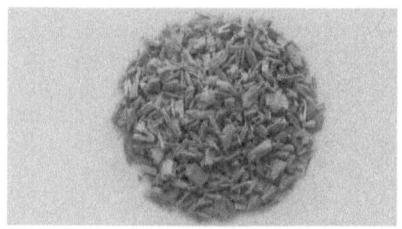

Zedernholz

Entspannt die Nerven und kräftigt den Geist.

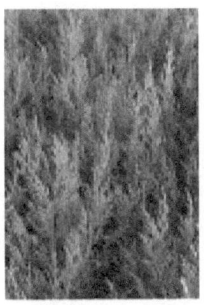

Angelikawurzel

Anwendung: Mutlosigkeit und Zaghaftigkeit

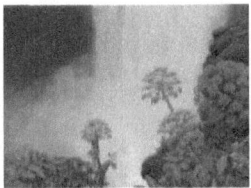

Citronella

Anwendung: belebend, aktivierend, hebt die Stimmung und hilft bei Antriebslosigkeit

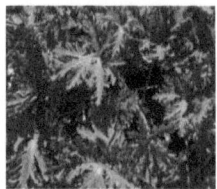

Eukalyptus

Anwendung: Erkältungen und Husten, Heuschnupfen, erfrischt und stärkt den Geist.

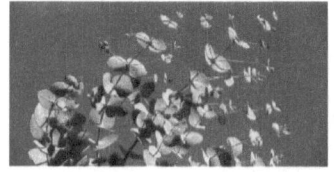

Pfefferminze

Anwendung: bei Erkältungen und Husten, erfrischt und stärkt den Geist besonders das Gedächtnis, beruhigt bei Erkältungen

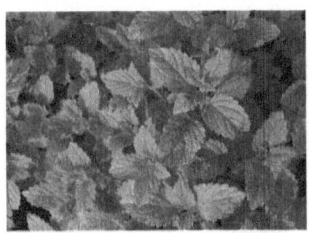

Rosenholz

aufhellend und ausgleichend, entspannend bei seelischen Problemen und Depressionen

Anwendung: gegen Verspannungen, Angstzustände und Lustlosigkeit, hebt die Stimmung

Zitrone

Wirkt: belebend und erfrischend

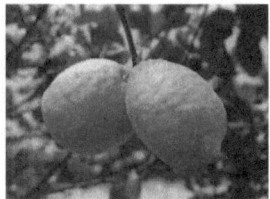

Was ist eigentlich Farbe

Jeder von uns verwendet Farben zum gestalten seines Heims oder zum Basteln.

Sie haben bestimmt eine Lieblingsfarbe, die Sie seit langer Zeit begleitet.

Warum ist das so? Genau wie bei Düften erleben wir bei Farben Energie (den Geist), die uns immer umgibt und die wir unterbewusst und ohne viel zu tun nutzen können.

Sie benötigen nur das Wissen und ich lege dafür hier die ersten Grundlagen.

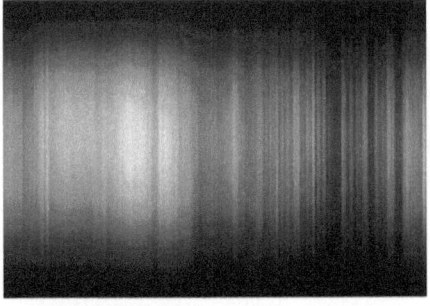

Farben sind Lichtwellen und Farbwellen, die auf den Menschen günstig Wirken, also reine Energie (Geist). Farbtöne bewirken unterschiedliche Ergebnisse auf Geist und Körper und beeinflussen diese vorteilhaft.

Es gibt Bereiche der Medizin, Psychologie und Homöopathie sowie Heilpraktiken, die sich auf Farbtherapie spezialisiert haben.

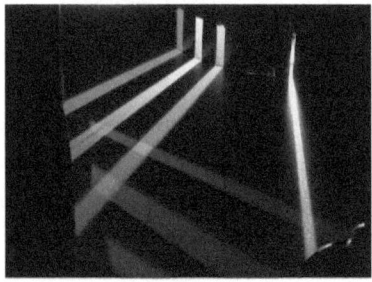

Ziel der Farbtherapie (Chromotherapie) ist es, die Balance der Energie (Geist) zu

stärken und **Behinderung des Energieflusses** zu beseitigen.

Die beruhigende Wirkungen kann sogar zur Linderung von Schmerzen dienen.

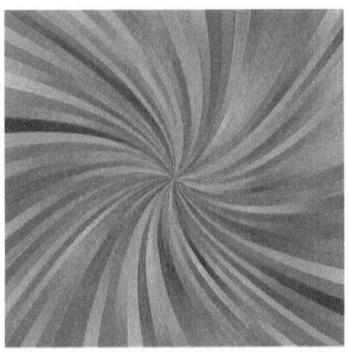

Farben haben, jede für sich, spezielle Wellenlängen.

Ein Beispiel:

Jeder hat das bestimmt in seiner Kindheit/Jugend kennen gelernt:

Die Mittelohrentzündung, wird von Hals -Nasen- Ohrenärzten auch heute noch mittels

Rotlichtlampen therapiert wird. Eine Lampe, die rotes Licht ausstrahlt.

Gehen sie kurz in ihren Gedanken zurück und überlegen sie, was Sie empfunden haben.

Wärme, oder ?

Aber wenn Sie mal nachsehen, was eine Rotlichtlampe ist, stellen Sie fest, dass es eigentlich normale Glühbirnen sind, mit 100 bis150 Watt mit roten Überzug.

Ergo nichts anderes als das, was wir an unseren Decken hängen haben.

In Ordnung,

Sie haben Recht, heute haben wir Sparlampen. Aber der einzige richtige Unterschied ist eigentlich die Farbe.

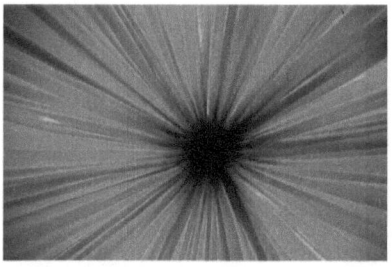

Klar gibt die Lampe über die Wattzahl
Wärmeenergie ab aber durch die rote Farbe wird
die Wärme verstärkt.

Versuche haben ergeben, dass Probanden, die die
identischen Birnen aber mit

blauem Farbton testeten, diese als viel kühler
empfunden haben.

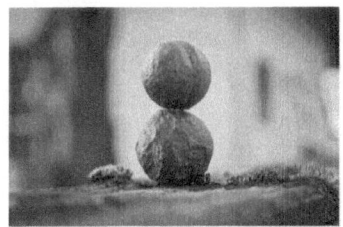

Wobei helfen Farben ?

-Schlafstörungen

-Muskelverspannungen

-Kopfschmerzen

-Stress

-sie wirken entspannend bei seelischen Problemen und Depressionen

-bei Konzentrationsproblemen

-bei Stoffwechselstörungen

-gegen Entzündungen (Rheumatische Beschwerden)

-stärken das Immunsystem

-heben die Stimmung

-wirken gegen Ängste und Nervosität

Farbtönen zugeschriebene Eigenschaften

Jeweilige Farbwellen, deren Schwingungen auf den Geist, die Seele und den

Körper einwirken.

Rot :

steht für Wärme, körperliches Leben, Urkraft

Tiefrot:

hebt die Stimmung, steigert den Willen und den Antrieb

Orange:

steht für positives Denken, wirkt gegen Ängste, hilft bei

Niedergeschlagenheit und Traurigkeit, hebt die Kreativität, Lebensfreude und die Stimmung.

Gelb:

fördert den Optimismus, Freundlichkeit und Vergnügen

Dunkelgelb:

hilft bei dem Gefühl der Unzufriedenheit und Gekränktheit

Grün:

regeneriert und harmonisiert, unterstütz bei starken Stimmungsschwankungen

Türkis/Hellblau:

unterstütz bei übermäßigem Grübeln, Gedankenkreisen und

fördern kühlende, beruhigende und entzündungshemmend Prozesse

Helltürkis:

hilft bei Traurigkeit und Bedrücktheit, die ohne ersichtliche Gründe auftritt

Blau:

hilft zu entspannen und wirkt befreiend und kühlend

Tiefblau:

hilft bei Stress, Hektik und Ungeduld sowie Muskelverspannung

Indigo wirkt appetithemmend, schmerzlindernd, kühlend, reinigend

Dunkelrosa:

hilft bei innerer Leere und Ziellosigkeit

Hellrosa:

hilft bei psychischem Druck und sehr hoher seelischer oder körperlicher

Belastung

Violett:

öffnet den Geist zu spirituellem Neuen

Tiefviolett:

unterstütz bei starker psychischer Anspannung wegen Ausweglosigkeit

und Hoffnungslosigkeit

Magenta/Pink:

wirkt kräftigend und vitalisierend

Farben könne sich gegenseitig aufheben

Komplementärfarben sind in der Lage sich gegenseitig auszulöschen oder zu verstärken

Rot <=>Blau

Gelb<=>Violett

Grün<=> Orange

Geben Sie Acht auf die Kombination!

Wie helfen mir Farben

Sie können mit den richtigen Farben ihre Räume bei der nächsten Renovierung neu gestalten oder farbliche Akzente mit Details setzen und wissen, welche Wirkung diese haben.

Für Besprechungen, die Farbe Ihres Outfits so Auswählen, das Sie ihr Ziel erreichen.

Oder einfach nur Ihre persönlichen Vorteile mit Hilfe der Farbauswahl stärken.

Aber denken Sie daran: verschieden Farben heben sich gegenseitig auf.

In der Farbtherapie werden bis zu 90.000 verschieden Farben eingesetzt.

Dies wird mit Hilfe von Helligkeit und der Sättigung der Farbtöne erreicht.

Das wird durch verschiedenste Farbbeleuchtungsgeräte erreicht. Bei Farben als

Therapie sollten Sie aber Vollprofies konsultieren, die Ihnen perfekt helfen können.

Machen Sie bitte keine Selbstversuche. Sie könnten mehr schaden als nutzen.

Es geht hier nur um alltägliche Beeinflussung durch Farbtöne und wie Sie diese nutzen können.

Sie sehen, mit wenig Aufwand können Sie sehr viel erreichen.

Wie waren die Informationen?

Solltest Du Gefallen an meinem Buch gefunden haben, wäre ich Dir sehr dankbar für Deine Bewertung. Um eine Bewertung zu hinterlassen,

klicke einfach hier (folgt noch)

und bewerte das Buch mit einigen kurzen Sätzen.

Das dauert nicht länger als 2 Minuten.

Schreibe, was Dir ganz besonders gut gefallen hat und natürlich auch (konstruktiv), solltest Du etwas vermisst haben. Ich lese wirklich jede Bewertung und jedes persönliche Feedback (*info@rdw-traders-club.de*). Das hilft mir dabei, meine Bücher stetig zu verbessern und den persönlichen Kontakt mit meinen Lesern zu intensivieren.

Auf meiner Facebook Seite, in unserer geschlossenen Gruppe, lade ich Sie gerne ein das wir verschieden aktuelle Erlebnisse Diskutieren können und jeder für sich bewerten kann.

Weil meist gibt es nicht nur eine Wahrheit.
https://www.facebook.com/m.rockit/

Besuche mich auf Homepage:

http://www.rdw-traders-club.de/BUeCHER-VON-RDW

Wenn Du über Aktion und Angebote informiert werden möchtest,
Trage Dich bei unserem Newsletter-dienst ein, versprochen kein Spam.

http://www.rdw-traders-club.de/epages/80159646.sf/de_DE/?ObjectPath=/Shops/80159646&ViewAction=ViewNewsletterVielen herzlichen

Dank für Deine Unterstützung.

M. Rock

Quellen:

- https://www.yogaeasy.de/artikel/die-6-bekanntesten-meditationsarten
- https://higher-balance.institute/angebot/workshops-seminare/
- https://www.unsere-reise.org/unsere-reise/die-vorbereitung/
- http://www.zeitblueten.com/news/stressabbau-duefte-duftstoffe-entspannen/
- http://www.meine-gesundheit.de/farbtherapie
- http://www.questico.de/magazin/koerper-seele-geist/farbtherapie.do#.WbLeBMhJaUk
- http://www.viversum.de/online-magazin/farbtherapie
- https://heilpraktiker.de/psychologie/therapien-und-verfahren/farbtherapie
- https://www.wissenschaft-im-dialog.de
- http://www.edelsteine.net/sternzeichen/
- Bilder wurden ausschließlich von https://pixabay.com/de verwende Grafiken

Rechtliches

Für Fragen und Anregungen:

info@rdw-traders-club.de

BUCHTITEL

Meditation für Anfänger

Meditation für Anfänger für mehr Ausgeglichenheit, Gelassenheit und Energie.

Schritt für Schritt

Autoren : M. Rock und D. Leben

Auflage,1   JAHR 2018

© by M Rock

Herausgeber dieses Buches ist

VERLAG: Rock die Wellen Traders Club

ADRESSE: An der Brenzbahn 6

PLZ, 89073 **ORT**, ULM

Ansprechpartner Rose, Marcus

Steueridentifikation: USt-IdNr.: DE306394148
Copyright © 2018 by M. Rock - alle Rechte vorbehalten
Alle Rechte vorbehalten. Alle Texte, Textteile, Grafiken, Layouts sowie alle sonstigen schöpferischen Teile dieses Werks sind unter anderem urheberrechtlich geschützt. Das Kopieren, die Digitalisierung, die Farbverfremdung, sowie das Herunterladen z.B. in den Arbeitsspeicher, das Smoothing, die Komprimierung in ein anderes Format und Ähnliches stellen unter anderem eine urheberrechtlich relevante Vervielfältigung dar. Verstöße gegen den urheberrechtlichen Schutz sowie jegliche Bearbeitung der hier erwähnten schöpferischen Elemente sind nur mit ausdrücklicher vorheriger Zustimmung des Autors zulässig. Zuwiderhandlungen werden unter anderem strafrechtlich verfolgt!

Lektorat & Korrektorat: RDW – Traders CLUB

Cover: Germancreative
(https://www.fiverr.com/germancreative)

ISBN: 9781982977993

Bilder: werden ausschließlich von https://pixabay.com/ verwendet

Druckerei: Amazon Media EU S.à r.l., 5 Rue Plaetis, L-2338, Luxembourg

---

Mein Facebook Seite

https://www.facebook.com/m.rockit/

Disclaimer-Alle Inhalte dieses Ratgebers/Kochbuches wurden nach bestem Wissen und Gewissen verfasst und nachgeforscht. Allerdings kann keine Gewähr für die Korrektheit, Ausführlichkeit und Vollständigkeit der enthaltenen Informationen gegeben werden. Der Herausgeber haftet für keine nachteiligen Auswirkungen, die in einem direkten oder indirekten Zusammenhang mit den Informationen dieses Ratgebers stehen.

Bücher Tipp

Bücher Tipps aus meiner Buchserie

KURZ UND KNAPP

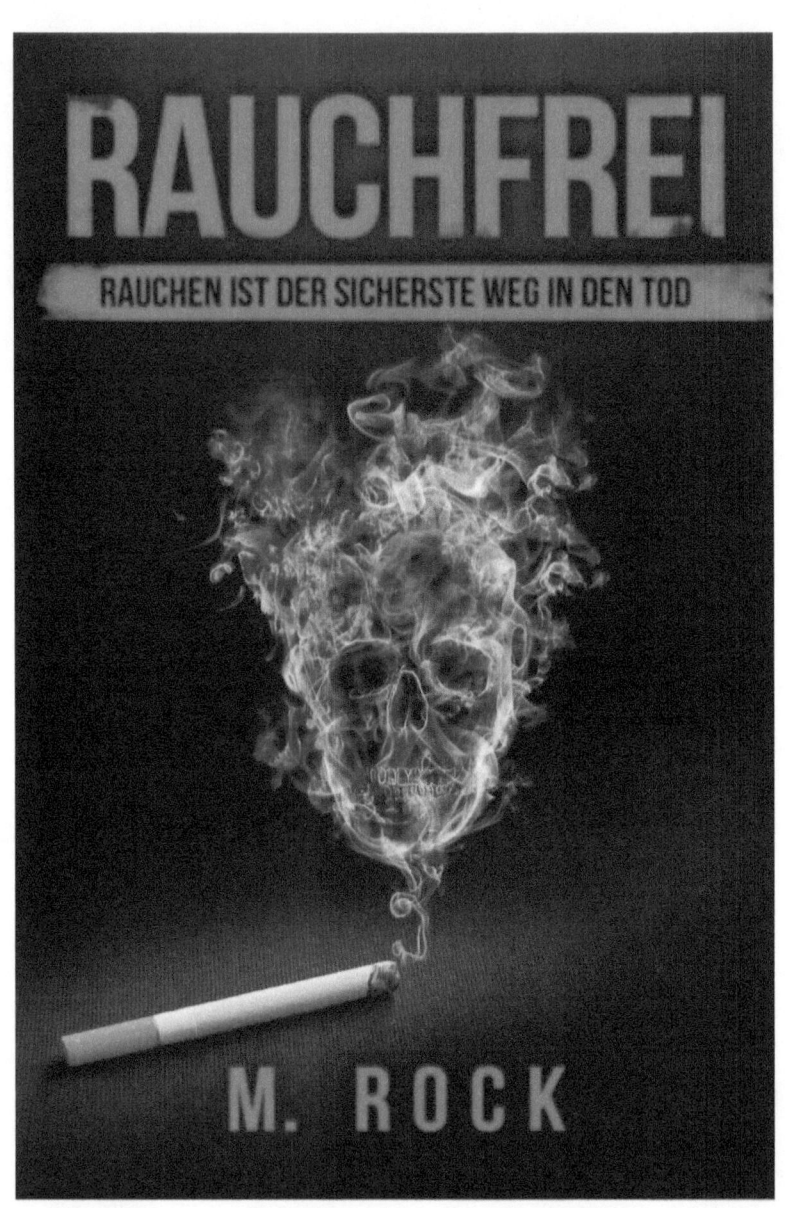

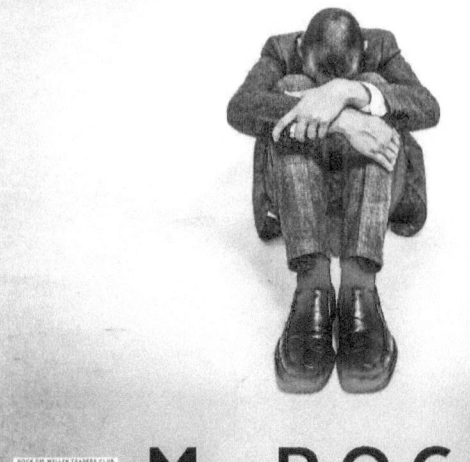

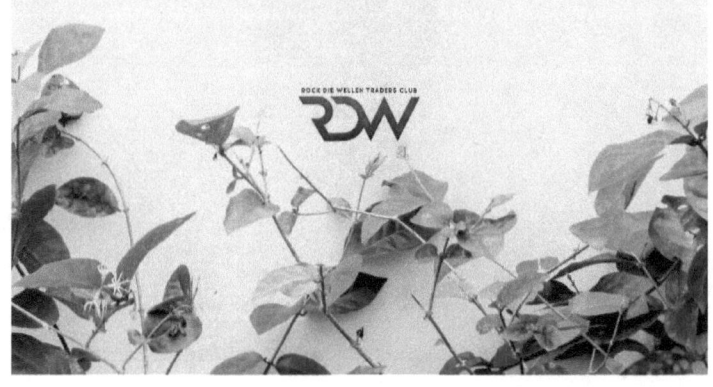

GLÜCK DURCH MINIMALISMUS

WENIGER IST MANCHMAL MEHR

MINIMALISMUS, ABER RICHTIG –
DIE CLEVERE SCHRITT FÜR SCHRITT ANLEITUNG

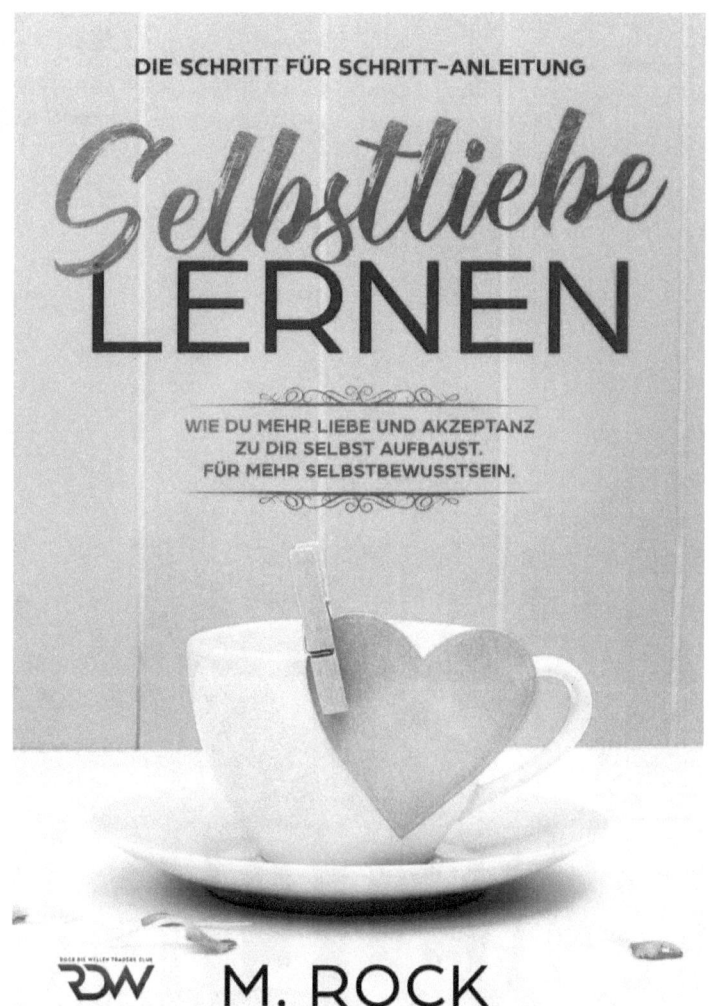

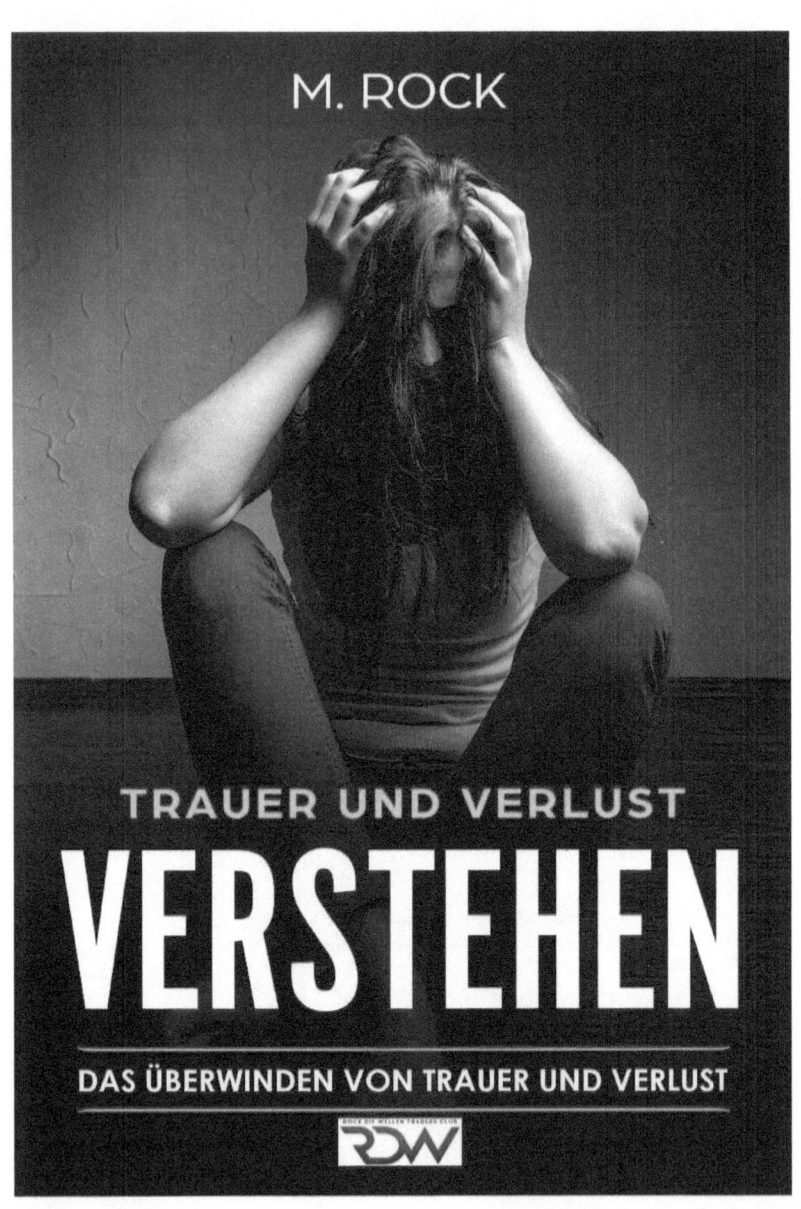

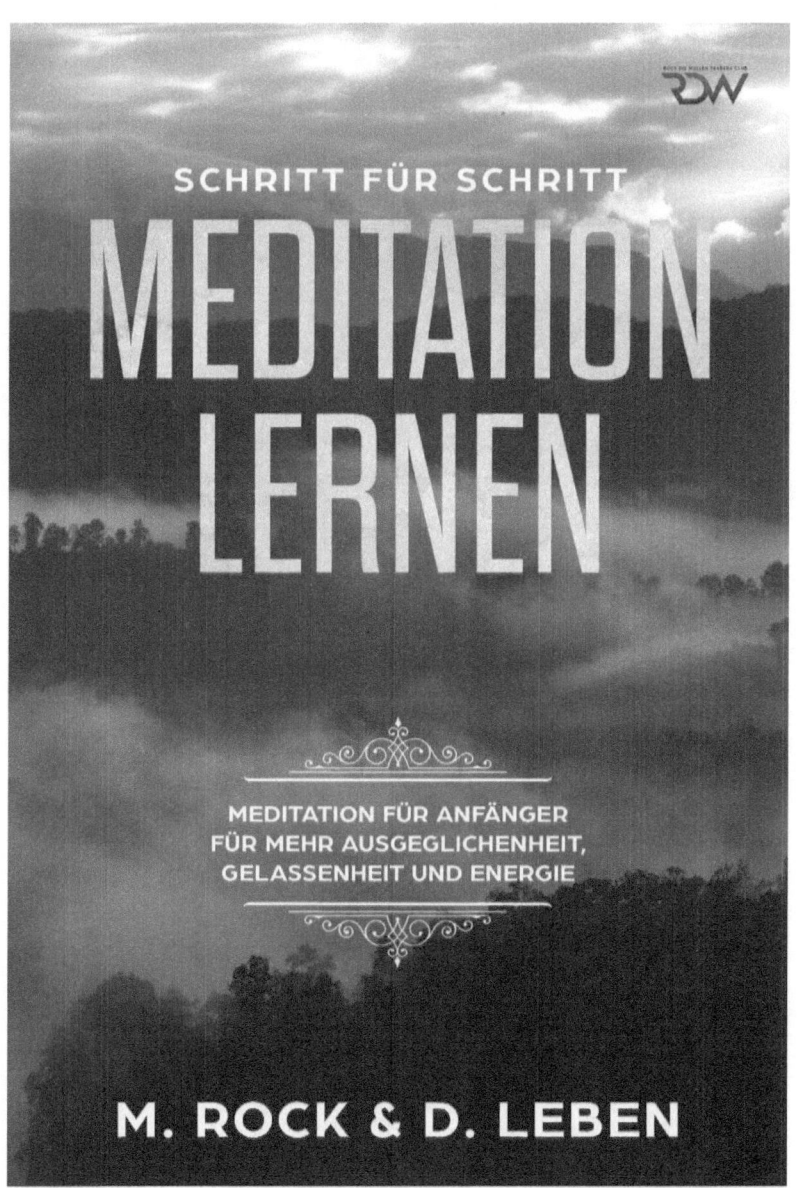

DER
DARM
IST DAS SPIEGELBILD DER HAUT
SCHÖNE HAUT,GESUNDER DARM UND
EINFACHEN METHODEN ZUR GESUNDHEIT
M. ROCK

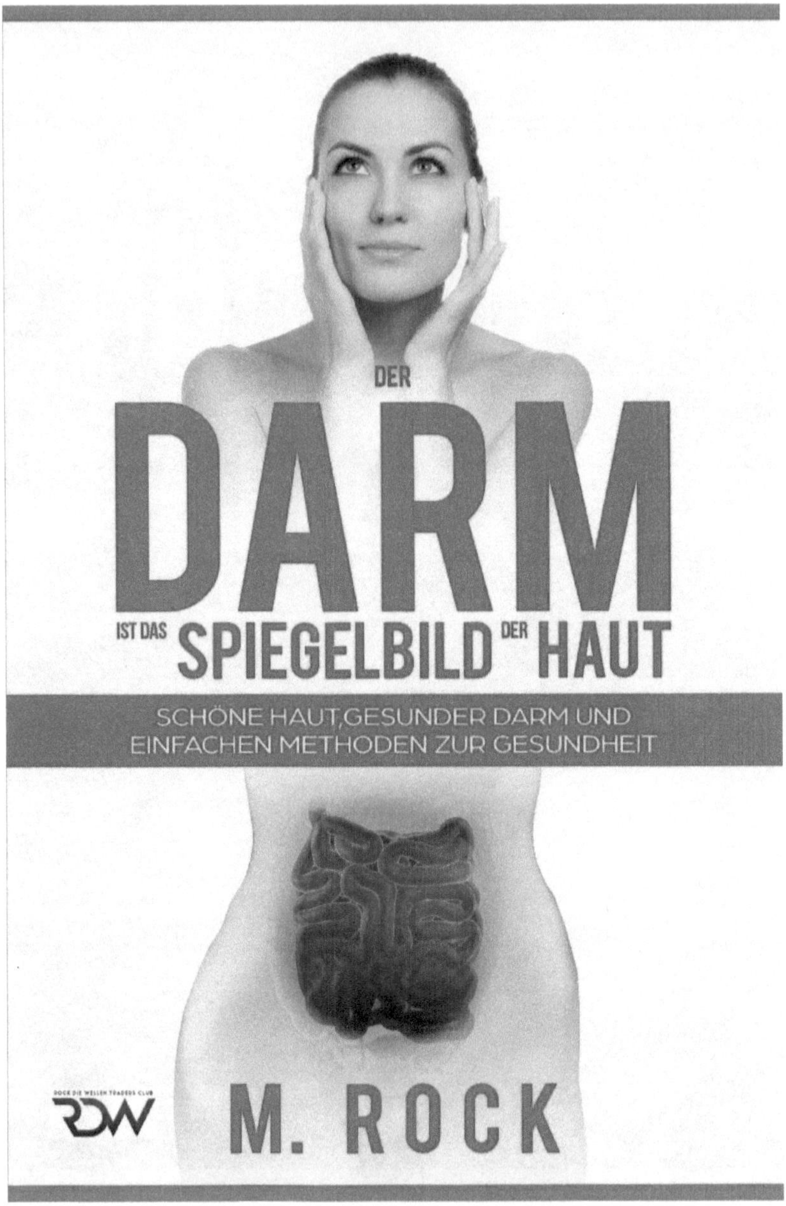

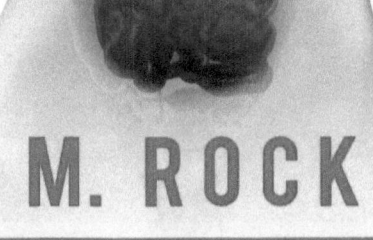

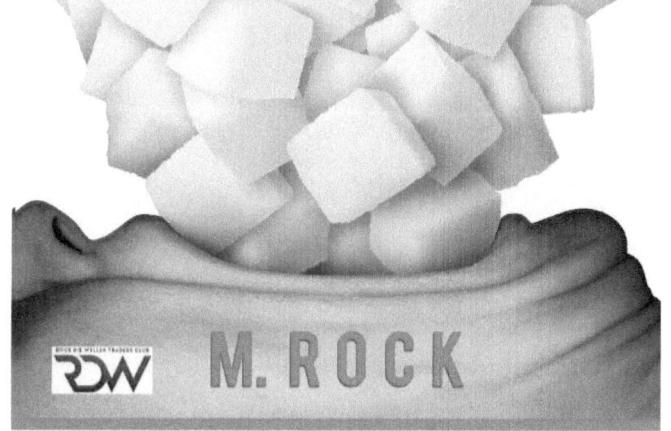

www.ingramcontent.com/pod-product-compliance
Lightning Source LLC
Chambersburg PA
CBHW031445210526
45464CB00005B/2334